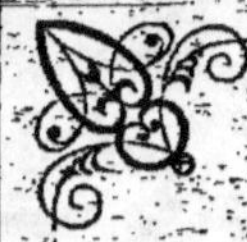

NOTICE BIOGRAPHIQUE

SUR

MAXIMILIEN - JOSEPH IBRELISLE

DOCTEUR EN MÉDECINE,
MEMBRE DE L'ACADÉMIE IMPÉRIALE DES LETTRES, SCIENCES ET ARTS
DE METZ,

PAR H. SCOUTETTEN

PROFESSEUR EN MÉDECINE,
MEMBRE DE L'ACADÉMIE IMPÉRIALE DE METZ, OFFICIER DE LA LÉGION D'HONNEUR,
COMMANDEUR DE PLUSIEURS ORDRES,
OFFICIER DE L'INSTRUCTION PUBLIQUE, ETC.

LUE EN SÉANCE DE L'ACADÉMIE LE 28 DÉCEMBRE 1865

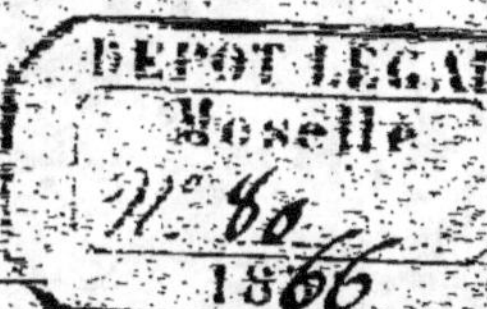

METZ

F. BLANC, IMPRIMEUR DE L'ACADÉMIE IMPÉRIALE

1866

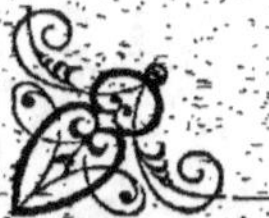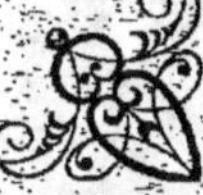

NOTICE BIOGRAPHIQUE

SUR

MAXIMILIEN-JOSEPH IBRELISLE,

DOCTEUR EN MÉDECINE,
MEMBRE DE L'ACADÉMIE IMPÉRIALE DES LETTRES, SCIENCES ET ARTS
DE METZ,

PAR H. SCOUTETTEN.

Les relations douces et bienveillantes que font naître, entre les membres d'une même académie, l'amour des sciences, des lettres, et le noble désir d'en hâter l'action civilisatrice, contribuent puissamment à développer les sentiments d'une vive sympathie lorsque l'un d'eux est atteint par un événement douloureux.

Le lien confraternel qui les unit leur inspire aussitôt la pensée de dire hautement leurs regrets, et de manifester par un acte public, qu'ils transmettent à leurs successeurs, la haute estime qu'ils avaient pour l'homme distingué qu'ils ont perdu.

Ces témoignages d'affection, toujours accomplis en cette triste circonstance comme un religieux devoir, étaient spécialement dus à Maximilien-Joseph Ibrelisle, membre de notre compagnie depuis près d'un demi-siècle, et qui par ses mérites et ses malheurs était l'objet constant de votre intérêt et de votre sollicitude.

Les sentiments qui vous animent suffiront, j'en suis convaincu, pour que vous écoutiez avec bienveillance et intérêt le récit des incidents qui ont troublé l'existence de l'homme de bien et de dévouement que nous regrettons.

C'est à Metz, le 8 février 1786, qu'est né Maximilien-Joseph Ibrelisle; il était petit-fils d'Étienne Ibrelisle, maître en chirurgie, originaire de la Normandie et pratiquant son art à Marines, qui ressortissait du diocèse de Rouen. C'est son fils, Augustin Ibrelisle, que nous avons vu chirurgien en chef de l'hôpital militaire de Metz; il y professa des cours suivis alors par de nombreux élèves qui se préparaient à entrer dans la médecine des armées; sa réputation était fort étendue, et le souvenir de la haute considération qu'il sut acquérir n'est pas effacé de la mémoire de nos contemporains.

Augustin Ibrelisle entra dans la famille des Villeroy, l'une des plus honorables de notre pays; c'est de ce mariage qu'est issu Maximilien-Joseph Ibrelisle, notre confrère regretté.

Les premières années de l'enfant ne virent que les sourires de la mère, la tendresse éclairée du père, la sollicitude d'une famille à laquelle la fortune accordait ses faveurs; tout semblait promettre un brillant avenir au jeune Ibrelisle.

Tout à coup le vent des tempêtes renverse les espérances les mieux fondées; les orages politiques emportent les fortunes personnelles et les institutions sociales; un monde nouveau va surgir, mais au début il n'y a que trouble et bouleversement; il ne reste pas même un établissement public où le jeune Ibrelisle puisse faire ses études littéraires. Un hasard heureux lui fit rencontrer, quelques années plus tard, un ancien bénédictin qui lui enseigna la langue latine et un peu de français. Ibrelisle comprit de bonne heure l'insuffisance de son éducation première ; il chercha à la faire disparaître en se livrant avec persévérance à des études sérieuses ; son énergie et les heureuses facultés que le ciel lui avait accordées, lui permirent d'obtenir les résultats les plus satisfaisants.

Ibrelisle fut dirigé de très-bonne heure vers les études médicales ; la tradition de famille semblait lui indiquer cette carrière. A treize ans il fut admis à l'hôpital militaire comme simple élève. Le 22 septembre 1800, le commissaire ordonnateur de la 3e division le désigne pour remplir, à ce même hôpital, les fonctions de chirurgien de 3e classe ; huit mois plus tard, le 3 juin 1801, il est nommé titulaire de l'emploi. Deux années s'écoulent, et, malgré son jeune âge, le Ministre de la guerre nomme Ibrelisle chirurgien sous-aide-major au 7e régiment de cuirassiers.

Les fatigues du service ne tardèrent point à déranger la santé de notre jeune chirurgien ; il tomba sérieusement malade et fut mis en non-activité du 4 mai au 30 septembre 1805. A peine rétabli, Ibrelisle demande à rentrer sous les drapeaux ; bientôt il est envoyé au quartier général de la grande armée, il fait les campagnes d'Allemagne de la fin de 1805 et de l'année 1806.

Les événements militaires ne rendant plus ses services nécessaires, l'illustre chirurgien en chef Percy le prévient, par lettre datée de Canstadt, le 28 mai 1806, qu'il est libre de rentrer dans ses foyers, il termine en disant : « Recevez ici les témoignages de satisfaction que vous » avez mérités pour votre zèle, le dévouement, l'intel- » ligence et l'honnêteté avec lesquels vous avez constam- » ment rempli vos devoirs pendant tout le temps que » vous avez passé à la grande armée. »

Ce témoignage de haute satisfaction, donné à un jeune homme de vingt ans, par un savant éminent et excellent juge, constitue une honorable distinction que nous sommes heureux de pouvoir mettre en relief.

Nous devons regretter qu'Ibrelisle, après des débuts aussi brillants, ait abandonné la carrière médicale militaire; les motifs de cette détermination paraissent reposer sur la volonté de son père et les maladies graves qu'il avait contractées au service actif. Cependant, et quoiqu'il eut repris sa liberté, il fut appelé, plusieurs fois encore, mais seulement en qualité de médecin requis, à donner des soins à nos soldats épuisés par les fatigues de la guerre. L'encombrement de nos hôpitaux décida le commissaire des guerres à requérir Ibrelisle pour faire le service à l'hôpital militaire de Metz du 1er juin 1807 au 26 mars 1808.

Plusieurs années s'écoulent. Ibrelisle quitte momentanément sa ville natale, mais il y revient au commencement de 1813; l'autorité militaire s'empresse de le requérir de nouveau en lui conférant le titre de médecin adjoint, qu'il conserva depuis le 6 février 1813 jusqu'au 17 juin 1814. L'armée française ramenait alors avec elle des miasmes pestilentiels qui répandaient partout le typhus; Ibrelisle le contracte, sa vie court de grands dangers, mais les soins les plus intelligents et les plus dévoués le ramènent à la santé. Enfin, Ibrelisle termine cette existence accidentée en faisant la campagne de 1815 en qualité de chirurgien aide-major du 2e bataillon des gardes mobiles de la Moselle, comptant ainsi, à des titres divers, près de huit ans de services militaires et quatre campagnes.

Au milieu des agitations de la guerre, Ibrelisle comprit bientôt que son éducation médicale était trop incomplète pour être à la hauteur des événements douloureux qu'il contemplait chaque jour. Aussi, dès qu'il fut libre, il se rendit à Strasbourg pour puiser, à la Faculté de cette ville,

le complément indispensable à ses études profession-
nelles. Son père le plaça sous la protection des savants les
plus distingués de cette époque ; ses progrès furent ra-
pides et le 11 septembre 1810 Ibrelisle fut reçu docteur
en médecine.

Ce titre honorable ne lui parut pas suffisant pour inspirer, à l'âge de vingt-quatre ans, une confiance illimitée ;
aussi, notre jeune docteur jugea-t-il nécessaire d'aller à
Paris pour y suivre les leçons des maîtres les plus habiles,
et puiser dans les vastes hôpitaux de la capitale une ex-
périence que procure rarement la plus longue carrière
médicale. Ibrelisle se consacra pendant deux ans aux
études les plus sérieuses, il acquit ainsi cette sûreté de
coup d'œil et la solidité de diagnostic qui caractérisent
le médecin instruit et le praticien éminent.

Il s'en fallut de peu que ces travaux et ces mérites
personnels ne fussent perdus pour la science. Le comte
Rœderer, ami de la famille Ibrelisle et qui honorait le
fils d'une bienveillance particulière, eut la pensée de le
faire admettre, comme auditeur au Conseil d'État ; le
père s'opposa à ce projet et rappela son fils près de lui.
Ibrelisle obéit et se met en route ; mais un événement
déplorable faillit changer la joie du retour en un deuil
irréparable. Ibrelisle était dans le coupé de la diligence,
une autre voiture, venant en sens contraire, la croise,
et, par une maladresse inexplicable, le timon frappant
Ibrelisle à la poitrine, lui brise deux côtes et contusionne
violemment le poumon. Les suites de cet accident furent longues et pénibles, plusieurs fois la vie parut en
danger ; la jeunesse et la bonne constitution d'Ibrelisle
surmontèrent la violence des crises. Enfin, la convales-
cence s'établit.

En retrouvant la santé, notre jeune docteur vit aussi
reparaître les avantages physiques qu'il avait reçus de la

nature, ses traits étaient réguliers, distingués, et bien qu'il ne fût pas de haute taille, l'ensemble de sa personne constituait un cavalier élégant ; il possédait encore de la douceur et une grande aménité de caractère.

A peine présenté dans le monde, il y fut accueilli et même recherché avec empressement. Tout présageait qu'une union serait facile ; cette pensée avait préoccupé le père et déjà on parlait d'un mariage brillant qui devait prochainement s'accomplir ; mais la prévoyance réfléchie des parents est rarement le guide de la résolution des jeunes gens.

Ibrelisle venait de rencontrer dans la société une femme gracieuse, belle, aux manières distinguées ; séduit par ces avantages, il oublie aussitôt ses intérêts pour n'écouter que les entraînements de son cœur, et il épouse, en 1813, Mlle de la Salle, fille de l'un des professeurs des enfants de Louis XVI.

Cette union, qui fut très-heureuse, fut brisée en 1832, par un événement cruel, le choléra enleva subitement cette épouse chérie ; elle fut l'une des premières victimes du fléau qui venait d'éclater dans la ville.

Ce mariage désintéressé, les obligations qui en furent la conséquence, sept enfants qui aggravaient les charges, imposèrent promptement à Ibrelisle la nécessité d'un travail actif et fatigant ; s'armant alors de courage, il ne recula devant aucun des devoirs de sa position.

La clientèle civile n'occupant point tous les instants d'Ibrelisle, il demanda à remplir gratuitement, et comme suppléant, les fonctions de médecin dans les prisons civiles de Metz ; le préfet du département lui donna ce titre le 20 juin 1817.

Le titulaire de la place était alors M. Maillefer, déjà malade et qui mourut à la fin de l'année suivante.

Les administrateurs de l'établissement, frappés du

zèle, du dévouement et de l'intelligence d'Ibrelisle, se réunirent pour demander que la place vacante lui fût accordée, et dans ce but ils écrivirent au préfet une lettre où nous remarquons le passage suivant : « Ibre- » lisle, disent-ils, s'est acquitté de ses devoirs avec une » assiduité et une intelligence dignes d'éloges ; il s'est » distingué notamment pendant l'épidémie qui a dévasté » les prisons ; malgré les dangers où il s'exposait, il n'a » cessé de donner à tous les malades les soins les plus » touchants ; ces actes de courage autant que d'humanité » ne manqueront pas de le rendre recommandable au- » près du premier magistrat du département. »

Cette lettre est de la fin du mois de décembre 1848, et le 6 janvier 1819 le Préfet donnait à Ibrelisle le titre de médecin titulaire des prisons de la ville. Pendant près de quarante ans il a rempli ces pénibles fonctions avec une régularité et un zèle qui ne se sont jamais ralentis ; l'âge et les infirmités ont pu, seuls, le décider à les abandonner.

En 1823, Ibrelisle fut nommé membre du conseil d'hygiène et de salubrité, et médecin des épidémies pour l'arrondissement de Metz ; enfin, toujours entraîné par son zèle, il fit, pendant vingt ans, un cours gratuit et public d'accouchement aux élèves sages-femmes du département de la Moselle ; lorsqu'il le cessa en 1849, ce ne fut pas par lassitude, mais parce que le cours fut supprimé par décision ministérielle applicable à un grand nombre de villes de France.

Nous avons vu que les premières années de la vie d'Ibrelisle semblaient s'annoncer sous les plus heureux présages ; c'était un mirage trompeur ! L'adversité lui réservait les coups les plus cruels. Les travaux du père avaient amassé une fortune honorable et qui paraissait solidement assise ; Ibrelisle fils vivait dans cette espérance, elle fut complétement trompée, une série de circonstances malheureuses la lui fit perdre totalement.

A la même époque, en 1829, Ibrelisle père est rapidement enlevé à l'affection de son fils ; en 1832, notre collègue perd un jeune enfant, quelques mois plus tard, sa femme, puis une jeune fille de seize ans et un fils de douze ans. Il lui restait un fils, son seul espoir pour perpétuer le nom de la famille, il a la douleur de le perdre, en 1855, à l'armée d'Orient, dans les plaines empestées de la Dobrutscha.

Ce n'est pas tout encore, le courage d'Ibrelisle devait être soumis à d'autres épreuves longues et douloureuses. Cet homme, séduisant dans sa jeunesse par les grâces de sa personne, voit apparaître tout à coup, sous l'influence des événements qui déchirent son cœur et troublent son existence, une éruption herpétique de la plus fâcheuse espèce, qui se fixe à la face et la laboure d'affreuses cicatrices. Ce mal, rebelle à tous les remèdes, dura quinze ans ; ce ne fut qu'après cette longue période de souffrances que le hasard lui fit découvrir un moyen de soulagement à ses maux. C'était trop tard ; les intérêts pécuniaires d'Ibrelisle avaient éprouvé d'irréparables atteintes ; les ressources de la clientèle s'étaient affaiblies, et le désintéressement qui le portait toujours à s'occuper plus de ses malades que de lui-même, expliquent parfaitement l'extrême pénurie dans laquelle il était tombé.

Les années s'accumulaient, et, sous la pression des événements, des infirmités et de la vieillesse, l'accomplissement des fonctions médicales dont Ibrelisle était chargé était devenu presque impossible ; il y avait nécessité impérieuse à ce qu'il fût secondé dans son service des prisons civiles. L'autorité départementale témoignait les dispositions les plus bienveillantes ; mais le courage d'Ibrelisle résista longtemps ; il fallut enfin céder. M. le

Préfet de la Moselle lui donna pour adjoint, en 1847, M. le docteur May. Ce jeune médecin conçut bientôt pour son chef, dont il honorait profondément le caractère, une affection sincère; il lui épargnait les fatigues qui dépassaient les forces de son âge, et il ne tarda pas, en invoquant les motifs que l'amitié et le dévouement savent inspirer, à le prier de lui confier le service tout entier.

Ibrelisle ne se trompa point sur le mérite des arguments que faisait valoir son jeune confrère; il en exprimait sa reconnaissance, mais un sentiment de fierté et de délicatesse semblait lui imposer le devoir de ne conserver ni le titre ni les émoluments attachés à des fonctions qu'il ne remplissait plus. Il prit alors la ferme résolution de donner sa démission en faveur d'un adjoint dont il appréciait la noblesse de caractère; M. May s'y opposa longtemps; Ibrelisle resta inébranlable dans sa décision; il se retira au mois de décembre 1858, à l'âge de soixante-treize ans, après quarante et un ans de services civils, et huit ans de services militaires.

Ibrelisle, en transmettant sa résolution à l'autorité, la pria de vouloir bien liquider sa pension de retraite à laquelle il croyait avoir des droits légitimement acquis. C'était une erreur; il en fut informé, le 6 février 1858, par lettre de M. le Préfet de la Moselle, dont le premier paragraphe est ainsi conçu : « Monsieur, la proposition » que j'ai faite à Son Excellence le Ministre de l'intérieur, » à l'effet de reconnaître vos droits à une pension de » retraite n'a pas été accueillie; j'éprouve un vif regret » en vous notifiant la décision qui vient de me parvenir. »

Cette décision jeta Ibrelisle dans le dénûment le plus complet. Cet homme d'énergie, au noble caractère, aurait succombé sous le poids des infirmités, après quarante-neuf ans de services publics, si des amis, informés de cette affreuse situation, n'eussent fait spontanément des démarches près des autorités administratives de la ville; elles furent accueillies avec bienveillance et un secours annuel de 1100 francs fut accordé à notre infortuné confrère.

Cette triste histoire n'est que la répétition des nombreux exemples d'abandon fournis par la carrière médicale. Le public, les administrations invoquent sans cesse le dévouement et le désintéressement du médecin; mais lorsque l'homme de cœur, obéissant à des inspirations généreuses, a donné son temps, ses soins, qu'il a épuisé sa santé, on lui décerne un éloge stérile, puis on le livre aux événements qui l'accablent et jettent sa famille, ruinée et sans ressources, dans une misère irréparable.

Ibrelisle conservait encore trois filles, modèles de dévouement et de piété filiale; l'une d'elles, sa fille Isabelle, religieuse de Sainte-Chrétienne, sous le nom de sœur Scholastique, a pour fonctions dans son couvent le service de l'infirmerie; là, au chevet des malades, elle continue la sainte mission héréditaire léguée par ses pères.

Toutes trois entourèrent leur père des soins les plus tendres, elles parvinrent à prolonger son existence pendant huit ans encore; enfin, il succomba le 25 avril 1865, à midi et demi, entouré de ses enfants qu'il chérissait, dont il était tendrement aimé, qui furent la seule joie de sa vie et qui, jusqu'à la dernière heure, furent aussi la véritable consolation de ses longues infortunes.

Afin de ne pas rompre la marche des événements, nous nous sommes abstenu, jusqu'à ce moment, de parler des travaux scientifiques du docteur Ibrelisle; cependant ce côté de son existence présente aussi des faits qui ont droit à un légitime éloge.

Nous avons dit que les études d'Ibrelisle furent interrompues par les agitations de la révolution française, mais nous savons aussi que, grâce à son énergie, il parvint à effacer cette lacune de son éducation première ; il réussit si parfaitement qu'il devint l'un des médecins érudits de notre département. Ce fut lui qui conçut le projet de fonder à Metz une société de médecine; ses premières tentatives datent de 1814, toutefois ce ne fut qu'en 1818 que le succès vint couronner ses efforts.

L'Académie des sciences, des lettres et des arts de notre ville, dont les événements politiques avaient arrêté les travaux, fut reconstituée en 1819 par plusieurs savants qui avaient conservé le culte du beau et de l'utile. Ibrelisle ne fut pas du nombre des premiers fondateurs, mais il ne tarda point à faire partie de cette honorable compagnie; il y fut admis dans cette même année 1819, il nous appartenait donc depuis quarante-six ans. Pendant ce long espace de temps, Ibrelisle a pris part à vos travaux, mais son zèle et sa bonne volonté furent souvent entravés par la maladie et des devoirs impérieux.

Les publications d'Ibrelisle ne sont pas fort nombreuses. Le plus grand nombre a pour objets des rapports qui ont été insérés dans le *Recueil des travaux de la Société des sciences médicales de la Moselle ;* plusieurs mémoires, publiés dans le même recueil, mériteraient une mention spéciale, si l'étendue de cette notice permettait d'amples développements. Je ne puis cependant me dispenser de citer avec des éloges exceptionnels un travail ayant pour titre : *Considérations sur les propriétés thérapeutiques de l'arsenic.* Ce mémoire renferme tous les genres de mérite : érudition de bon aloi, style correct, observations médicales habilement recueillies, application hardie de moyens énergiques, enfin succès brillants dans des conditions qui paraissaient désespérées. Cette œuvre fait comprendre les services qu'Ibrelisle aurait rendus à la science si son esprit eût été dégagé des préoccupations qui l'obsédaient.

Pour compléter ce sujet, voici l'indication des travaux d'Ibrelisle insérés dans le *Recueil des travaux de la Société des sciences médicales de la Moselle :*

ANNÉES.

1º 1838. Rapport sur le Traité des maladies des femmes, du docteur d'Huc.

2º 1840. Rapport sur le mémoire du docteur Carré, intitulé Étiologie du goître.

3º 1840. Rapport sur un opuscule du docteur G. Tourdes, sur les Asphyxies par les gaz.

4º 1843. Mémoire sur des Furoncles occasionnés par la poussière que respirent les prisonniers en tirant le crin.

5º 1845. Rapport sur les Mémoires de l'Académie de Metz.

6º 1845. Rapport sur l'ouvrage de M. Lucas-Championnière : de la Statistique médicale.

7º 1845. Rapport sur le Bulletin de la Société d'histoire naturelle.

8º 1845. Considérations sur l'oxyde rouge de mercure, etc.

9º 1845. Rapport sur l'Éloge de Louis, par le docteur Segond fils.

10º 1847. Mémoire manuscrit : Tumeur cancéreuse guérie par des caustiques.

11º 1848. Conseils pour le maintien de la santé pendant la saison d'hiver.

12º 1849. Considérations sur les propriétés thérapeutiques de l'arsenic.

13º 1850. Mémoire manuscrit sur l'Annuaire de la Moselle.

14º 1854. Rapport sur les Mémoires de l'Académie de Metz.

Voici en outre le titre de la thèse qu'il soutint pour obtenir le diplôme de docteur en médecine :

Ibrelisle (Joseph-Maximilien). — *Du froid et de son action sur l'économie animale.* Dissertation inaugurale, Strasbourg, 11 septembre 1840, in-4º.

Metz. — F. BLANC, imprimeur de l'Académie impériale. — 1866.